DU

TRAITEMENT DU CHOLÉRA

PAR L'ADMINISTRATION, COUP SUR COUP,

D'ÉNORMES QUANTITÉS DE BOISSONS AQUEUSES

(20 LITRES ET PLUS DANS LES 24 HEURES)

PAR

LE Dr A. NETTER

Médecin major de 1re classe à l'hôpital militaire de Strasbourg etc.

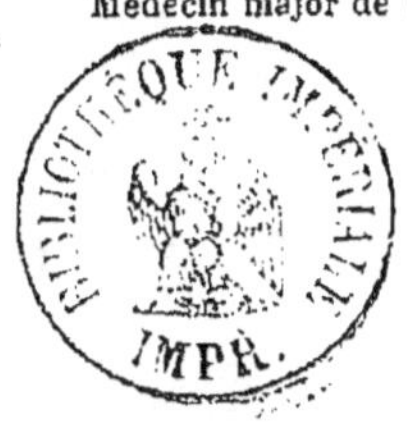

PARIS

LIBRAIRIE DE LA MÉDECINE, DE LA CHIRURGIE ET DE LA PHARMACIE MILITAIRES

VICTOR ROZIER, ÉDITEUR

RUE CHILDEBERT, 11

Près la place Saint-Germain-des-Prés.

1862.

STRASBOURG, TYPOGRAPHIE DE G. SILBERMANN.

TRAITEMENT DU CHOLÉRA

PAR L'ADMINISTRATION, COUP SUR COUP,

D'ÉNORMES QUANTITÉS DE BOISSONS AQUEUSES

(20 LITRES ET PLUS DANS LES 24 HEURES).

§ 1. Il y a quelques années, compulsant l'ancien *Journal de médecine militaire* de DEHORNE, publié de 1782 à 1788, mon attention s'éveilla devant une courte notice intitulée : *Observation sur un choléra-morbus*, par M. ROUGNON DE MAGNY, médecin de l'hôpital militaire de Besançon, professeur en l'Université de la même ville.

Sans doute une observation de choléra, remontant à cette époque, ne peut évidemment se rapporter qu'à la forme dite *européenne;* mais comme, entre cette forme et celle de nos épidémies modernes, les traits de ressemblance sont nombreux et qu'en définitive le traitement de part et d'autre est le même, je devins curieux de savoir ce qu'on pensait là-dessus autrefois; or voici cette notice qui me semble à tous égards, et surtout pour des motifs qui ressortiront de la suite de ce mémoire, mériter d'être connue dans tous ses détails[1].

« Le 8 août 1782, a dit ROUGNON DE MAGNY, est entré à l'hôpital le nommé Millet, soldat d'artillerie, atteint depuis la veille au soir de choléra-morbus : c'est le seul choléra que j'aie vu cette année, quoique fort chaude et fort sèche.

« Ce soldat est sorti guéri le douzième jour du même mois : il était atteint de tous les symptômes les plus formidables du choléra-morbus, trop connus pour en faire ici le tableau. Cependant il a été guéri en cinq jours, et cela sans le secours d'aucuns moyens tirés de la pharmacie, car il

---

[1] *Journal de médecine militaire*, fait et rédigé par DEHORNE Paris 1784, t. III, p. 337.

n'a pris que de l'eau de veau très-légère, mais en *très-grande abondance, surtout pendant deux fois vingt-quatre heures*. J'atteste que depuis plus de vingt ans j'ai eu le même succès dans le traitement de cette *maladie terrible*, n'en ayant vu mourir personne.

« Cette maladie, selon moi, est causée par une virulence extrême, une espèce de causticité de la bile, peut-être aussi du suc pancréatique et intestinal, mais surtout de la bile, et l'erreur *sur le reste* ne signifie rien. Or en pareil cas, je pense, d'après mes succès, et sans prétention quelconque, que le seul moyen raisonnable est d'énerver cette virulence, d'éteindre cette espèce de causticité *à force de la laver avec de l'eau un peu muqueuse*, telle qu'est l'eau de veau faite avec une once de rouelle de veau pour deux pintes d'eau, mesure de Paris. J'ai vu quelquefois des malades tant boire et vomir de cette eau, que *leur chambre ressemblait en quelque sorte à un lac* et qui ont guéri très-parfaitement en peu de jours, sans prendre aucune drogue.

« J'exhorte mes confrères à faire attention à ce traitement du choléra-morbus, autrement appelé *trousse galant, eu égard à sa mortalité très-prompte ;* j'espère qu'ils avoueront que toute autre manière est moins sûre, pour ne pas dire défectueuse et absolument empirique ; mais je les avertis que quelques malades *ont presque bu un seau d'eau de veau en vingt-quatre heures*. Le pouls se relève par là, les vomissements, les déjections diminuent ; la chaleur naturelle se rétablit, et le malade se sent renaître à mesure *qu'il se donne la question* avec cette boisson prise au degré de chaleur de l'atmosphère. Une chose qui peut sauver beaucoup de soldats en une année, mérite bien d'être essayée ailleurs. »

Cette notice est suivie de quelques remarques, dues non pas à Rougnon de Magny, mais à Dehorne, qui approuve complétement la médication, l'appuyant de l'autorité de Sydenham et de Lieutaud ; il ne faut, dit Dehorne, que faire quelque attention à la cause de cette maladie (virulence des liquides sécrétés), pour se convaincre qu'il n'y a guère que cette manière de la traiter avec succès. On lit en effet à ce sujet dans Sydenham :

« Le malade boira coup sur coup plusieurs grands verres

de cette décoction tiède (eau de poulet ou à son défaut pe-
tit-lait), et on lui donnera en même temps plusieurs lavements de la même décoction......

« Après tout ce *lavage*, qui demande *trois à quatre heures*,
un narcotique *termine* le traitement. »

La cure, indiquée par SYDENHAM, dit COLOMBIER dans sa
Médecine militaire, est celle qui paraît la plus convenable et
dont j'ai éprouvé les meilleurs effets. La cure de SYDENHAM !
Mais dans CELSE on la trouve déjà nettement formulée.

Le choléra-morbus, a dit l'auteur romain, est une maladie qui paraît commune à l'estomac et aux intestins, car le
malade va par haut et par bas ; outre cela il y a gonflement
et des tranchées dans les intestins ; la bile qu'on rend est
d'abord semblable à de l'eau, ensuite à de la lavure de
chair ; quelquefois elle est *blanche*, quelquefois noire ou de
différente couleur. Les Grecs ont appelé cette maladie choléra. Outre ces symptômes, les jambes et les mains se re-
tirent quelquefois ; le malade est pressé d'une soif violente,
tombe dans des faiblesses ; il n'est pas étonnant, lorsque
tous ces accidents se réunissent, que l'on périsse promptement. Cependant il n'est point de maladie à laquelle on *re-
médie avec moins d'apprêt*. Lorsque les symptômes que nous
venons de rapporter commencent à paraître, *il faut boire
beaucoup d'eau tiède et vomir. Mais quand même on ne vomi-
rait pas, c'est toujours un avantage que de mêler une nouvelle
matière avec celles qui sont corrompues dans l'estomac*[1].

Le ton convaincu de l'auteur de l'observation ci-dessus
rapportée, l'approbation que son idée a reçue de la part de
la rédaction d'un journal important, les précédents déjà
établis dans ce sens par les plus grands noms de la science,
la simplicité même du moyen préconisé, tout, ce me semble,
devait préserver ce moyen thérapeutique de l'oubli, et cependant nos modernes traités de pathologie ne le men-
tionnent, ni à propos du choléra asiatique, ni à propos de la
forme européenne de cette maladie. C'est seulement dans
le *Guide du médecin praticien de* VALLEIX qu'il en est briè-
vement question, et encore cet auteur n'en parle-t-il qu'au
seul point de vue de la température de l'eau, confondant

---

[1] A. C. CELSI *medicinæ lib. IV*, 11.

l'action de l'eau froide, prise en grande quantité, avec celle de petits morceaux de glace qu'on laisse fondre dans la bouche.

Comment une médication aussi séculairement traditionnelle est-elle devenue, en dehors de tout essai de vérification, l'objet d'un dédain poussé jusqu'à l'oubli le plus complet ! Est-ce que le lavage intestinal est donc chose tout à fait inusitée en thérapeutique ? Supposez le cas suivant : Un individu vient de s'empoisonner et se trouve en proie aux vomissements et à la diarrhée ; il ne sait quelle substance il a ingérée et le recours aux antidotes ne peut avoir lieu ; quelle est la règle formelle de l'art ? N'est-ce pas de gorger le malade d'eau, de faire boire sans cesse et répéter les lavements, nonobstant la fréquence des vomissements et des selles dont on provoque même le redoublement ? Abstraction faite ici de toute idée de rapprochement entre le choléra et l'empoisonnement par les substances irritantes, rapprochement établi dans les ouvrages de MM. Bouillaud, Grisolle, et sur lequel je reviendrai ultérieurement, n'est-ce pas là, par le fait, pratiquer le lavage intestinal, et dès lors ce moyen, bien loin d'être une médication tout à fait inconnue, se trouve avoir déjà son application dans des cas morbides particulièrement critiques. Mais, dira-t-on, Sydenham s'est fait illusion dans le traitement du choléra de son époque, attribuant au lavage intestinal les succès dus en réalité à l'opium, employé par lui comme remède terminal. Et Rougnon de Magny qui pendant vingt ans employa le lavage seul ? Pure coïncidence, dira-t-on encore ; dans le choléra européen, la guérison est la terminaison ordinaire, naturelle, spontanée, et du reste, l'affection connue sous ce nom n'est pas du tout celle de nos épidémies récentes, toutes assertions qui ont aujourd'hui cours, qu'on affirme même dans nos ouvrages classiques comme si elles étaient hors de toute contestation, et cependant rien n'est moins fondé, comme je vais le démontrer.

Le choléra asiatique *bien confirmé*, dit M. Grisolle, diffère du choléra européen par les selles et les matières vomies qui sont blanches, par la cyanose, l'amaigrissement, le refroidissement, par la voix éteinte presque dès le début, par l'absence du pouls, par la vivacité des crampes et par là suppression plus complète de l'urine : autant de mots, autant d'erreurs.

SYDENHAM, après avoir énuméré la plupart de ces symptômes, dit en termes explicites qu'*ils épouvantent extrêmement les assistants*, et un médecin belge, GERMAIN VAN DER HEYDEN, écrivant en 1643, donne l'observation suivante rapportée par M. BOUILLAUD :

« Appelé chez un patient seulement cinq heures après
« l'attaque de cette *feslone* maladie (le choléra-morbus), je
« le trouvais accablé de tout ce qui pouvait servir de *pro-*
« *gnoslication* absolument funeste, sçavoir : sans aucun
« pouls et *parolle*, ses évacuations n'estant qu'une liqueur
« semblable *au clair laict*, qui dénotaient la destruction de
« nature *y estre* ; avec ce, furent les yeux si enfoncés qu'à
« grand peine on les voyait, et les bras et jambes si retirés
« de la convulsion, et si *coyes*, qu'on n'y remarquait point
« de mouvement, et si froids d'une moiteur lui demeurée de
« sa sueur froide et visqueuse, qu'à le voir et toucher, on
« l'eut jugé plustôt mort que vif [1]. »

En quoi cette observation diffère-t-elle de celles que nous recueillons de nos jours ? Les selles, dit-on généralement, sont bilieuses dans le choléra européen, tandis que dans la forme asiatique elles sont blanches ; mais CELSE a déjà dit que la bile qu'on vomit est quelquefois blanche, et si SYDENHAM a parlé vaguement de déjections *d'humeurs corrompues*, presqu'à la même époque VAN DER HEYDEN les a trouvées semblables au *clair laict* ; du reste, un de nos classiques modernes, REQUIN, affirme que, dans la *forme européenne*, les matières rendues contiennent *ordinairement çà et là quelques grumeaux blanchâtres ; beaucoup d'observateurs les ont comparées*, dit-il, *à l'eau de riz*. En somme, la différence symptomatologique entre les deux états morbides est nulle, ou du moins celle que l'on se complaît à tracer n'est rien moins que fondée ; aussi l'auteur cité en dernier lieu, REQUIN, ne maintient-il la distinction entre les deux affections qu'en se basant sur des différences de mor-

---

[1] Discours et advis sur les flux de ventre douloureux, sur le trousse-galant, dit *choléra-morbus*. Gand 1643, in-8°, et BOUILLAUD, *Traité de nosographie médicale*, t. III, p. 228.

talité, de sporadicité ou d'extension épidémique, de nature qui ne serait pas la même ; mais ce sont là, à mon avis, d'autres illusions.

« Quoique sous des apparences fort semblables au choléra « vulgaire, a dit REQUIN, l'affection asiatique avait *assuré-* « *ment* une tout autre nature. Comment méconnaître cela, « rien qu'en considérant le degré incomparablement plus « élevé de la léthalité, rien qu'en méditant sur le fait même « de l'épidémie ! Il y avait là quelque cause morbifique ex-« traordinaire, τι θειον d'HIPPOCRATE, je ne sais quel empoi-« sonnement occulte et miasmatique. » Examinons la valeur de ces deuxièmes allégations.

Le degré incomparablement plus élevé de la léthalité ! mais, au dire de tous les anciens auteurs, le choléra des temps passés, *trousse-galant*, pouvait tuer en vingt-quatre heures, et de nos jours, il ne se passe guère d'année, à en juger par ce qui s'observe à l'hôpital de Strasbourg, sans que cette forme sporadique fasse des victimes[1]. D'un autre côté, il s'en faut que l'autre forme, celle dite asiatique ou épidémique, soit toujours mortelle ; il résulte en effet des statistiques que si, à la fin d'une de nos épidémies, l'on fait la somme des morts, le résultat définitif est une guérison sur deux (voir FABRE, *Bibl. du méd. prat.*). Du reste, que signifie, au point de vue de la division radicale des maladies, leur degré plus ou moins élevé de léthalité ? Est-ce que les varioles ne sont pas toujours des varioles, quand même elles sont tout à fait bénignes ?

L'épidémicité, a dit REQUIN, est particulière au choléra asiatique ! Mais le choléra a été épidémique à Londres en 1669 et 1676 (SYDENHAM), et à Varsovie en 1701.

Cause morbifique extraordinaire, τι θειον d'HIPPOCRATE !

---

[1] Nonobstant l'extrême rareté des cas, le registre officiel de mortalité de l'hôpital militaire de Strasbourg porte, comme cause de mort, les indications suivantes formulées par des médecins divers :

1861 Gastro-entérite cholériforme . . . . un décès.
1860 Choléra sporadique . . . . »
1859 Diarrhée cholérique . . . . »
1858 Dysenterie cholériforme . . . . . . »
1857 Attaque foudroyante de choléra . . . »

Chose fort remarquable, Sydenham a dit précisément, à propos du choléra de son époque, que c'*était là l'occasion d'admirer la conduite merveilleuse et incompréhensible de la nature dans la production des épidémies.*

Finalement, le choléra dans lequel de nos jours nous voyons un *empoisonnement*, a été envisagé par nos prédécesseurs comme une *virulence subite* de la bile ou du suc pancréatique.

En résumé, pas un seul des caractères appartenant à l'un des états morbides qui ne se retrouve à un degré notable dans l'autre, y compris même les idées que les faits ont suscitées ; « aussi, a déjà dit M. Bouillaud, à considérer «les choses sérieusement et sans prévention, on est fort « disposé à reconnaître, sinon une complète identité, du «moins une grande affinité, une étroite parenté entre les « deux affections. »

Concluons, comme but de la discussion à laquelle je viens de me livrer, que sans l'idée préconçue de différence des deux états morbides, de nouveauté du fléau moderne, on aurait tout d'abord, dans nos récentes épidémies, recouru au lavage intestinal, un des remèdes généraux des empoisonnements, préconisé dans l'espèce par Celse, préconisé une seconde fois par Sydenham et vivement recommandé par Lind [1], Thion de la Chaume [1], Monro, Colombier, Cullen, Rougnon de Magny etc. Ne l'oublions pas, c'est l'empirisme qui est la source principale de nos acquisitions thérapeutiques, et avant de repousser un traitement séculairement traditionnel, il aurait fallu préalablement l'essayer.

§ 2. Résolu pour ma part d'expérimenter cette médication, à défaut de toutes celles que j'ai vu échouer dans les terribles épidémies de choléra de l'Algérie et de la Dobrutcha, je n'en ai eu l'occasion, depuis la lecture de la notice de Rougnon de Magny, que dans des cas sporadiques ; c'est en 1858, à l'hôpital militaire de Strasbourg, que j'ai fait ces essais sur quatre cholériques sérieusement atteints, et qui, ayant bu chacun une dizaine de litres de

---

[1] *Traité des maladies des Européens de* Lind, traduit et annoté par Thion de la Chaume.

tisane dans les vingt-quatre heures (eau gommeuse), se sont très-promptement rétablis. J'en étais là de mon expérimentation, quand récemment est venu à ma connaissance le fait suivant :

. En 1849, à l'hôpital militaire d'Oran, pendant que le choléra sévissait avec fureur, un infirmier, pris de ce mal et abandonné comme étant dans un état désespéré, eut la force de se traîner près d'un grand bidon d'eau, le vida presque d'un trait, éprouva une amélioration immédiate et guérit très-rapidement à la grande surprise des témoins du fait ; c'est l'un d'eux qui me l'a raconté, M. Bourgeois, aujourd'hui officier comptable à l'hôpital militaire de Phalsbourg.

Voilà donc en faveur de l'application du traitement au choléra asiatique une première observation ; est-ce la seule ? C'est la question que je me suis posée, et là-dessus, ouvrant les auteurs, j'ai trouvé, de prime abord et à mon grand étonnement, les faits qui suivent :

Compendium de médecine pratique. « Nous voulons, disent « MM. Monneret et Fleury, terminer en indiquant le trai- « tement par *l'eau chaude* que l'on a particulièrement mis en « usage en Pologne, à Varsovie, dans le quartier des Juifs, « et qui consiste à administrer aux malades, *en deux heures,* « de 12 à 16[1] verres d'eau ordinaire à une température aussi « élevée qu'il est possible de la supporter. Chez les juifs de « Varsovie, ce traitement a compté de nombreux succès. »

Eau chaude ou eau froide, n'est-ce pas toujours le grand lavage prescrit par Sydenham.

D'autre part, on lit dans Valleix : « Le docteur Berres préconise l'eau froide à l'intérieur. Müller (*Gaz. méd. de Paris,* 1832) et Gilkrest (*ibid.*) administraient cette boisson en grande abondance. M. Peyron allait jusqu'à en faire boire 15 et même 20 litres en vingt-quatre heures. D'autres médecins, ajoute Valleix, se sont contentés de faire fondre dans la bouche des fragments *de glace* ou bien d'en faire avaler une petite quantité, comme le conseille M. Louis. »

Voyons les résultats obtenus par ceux d'entre ces praticiens qui ont fait boire beaucoup d'eau à leurs cholériques, résultats que Valleix n'a pas fait connaître.

---

[1] Quelle était la capacité de ces verres ?

1° *Observations de choléra-morbus , traité avec succès par le froid , communiquées par* M. GIRAUDY (*Compte rendu du traitement de* M. MÜLLER, de Vienne (Autriche). (*Gaz. méd. de Paris*, 1832, p. 344).

« Sitôt que les malades présentent les signes du choléra « décidé, tels que les vertiges, les vomissements et le dé- « voiement, la faiblesse générale, les crampes, l'anxiété « précordiale etc., *il faut boire de l'eau froide en abondance,* « laver le corps ou au moins appliquer des compresses sur « le front et l'épigastre. Si l'on éloigne en même temps les « substances alcooliques, les aromates, les infusions émol- « lientes, *on sera sûr d'arrêter le cours de la maladie.* »

2° *De l'efficacité de l'eau froide bue en abondance par* GIL-KREST (*Gaz. méd. de Paris*, 1832, p. 734).

On devrait savoir, dit M. GILKREST, que plusieurs praticiens de Londres *permettaient* à leurs malades pendant la période la plus grave du choléra, et lorsque la soif était très-vive, *de boire des quantités énormes d'eau froide,* peut-être 20, 30 et 40 pintes ou même davantage dans les vingt-quatre heures.....

C'est sous l'influence de ce traitement que l'on a vu guérir un nombre considérable de malades bien dignes de fixer l'attention des praticiens, et après avoir présenté les symptômes les plus graves.

3° A l'occasion de la communication de M. GILKREST, un médecin français, M. PEYRON, écrit à la *Gazette médicale de Paris* que lui aussi a traité ses cholériques de cette manière, leur ayant fait boire 30 à 40 livres de tisane froide dans les vingt-quatre heures. Sur 12 cas *graves*, dit-il, la guérison a eu lieu 8 fois ; les 4 cas mortels ont été des cas foudroyants. M. PEYRON termine sa lettre à la *Gazette* par le reproche d'avoir reproduit le travail de M. GILKREST, sans commentaire aucun. La rédaction répond que n'ayant pas vérifié, elle ne sait pas apprécier (*Gazette médicale de Paris*, 1832, p. 785).

4° Un autre praticien, que VALLEIX n'a pas cité, M. HALMA-GRAND, passant en revue les divers traitements généralement employés, et contestant l'utilité de chacun d'eux, s'exprime ainsi à propos de l'eau en boisson (il s'agit de nouveau d'eau chaude).

On administrait aux malades en *trois heures* 15 à 18 verres d'eau aussi chaude qu'elle pouvait être supportée; M. HALMA-GRAND *a vu réussir ce moyen*, mais il pense qu'alors d'autres auraient tout aussi bien réussi (*Gaz. méd. de Paris*, 1832, p. 550). Cela est-il bien sûr? Si M. HALMA-GRAND avait connu l'ensemble des faits qui depuis CELSE et SYDENHAM militent en faveur du lavage intestinal dans le choléra, aurait-il par un doute préconçu, jeté le discrédit sur ses propres observations?

Remarquez avec quelle énergie les praticiens qui ont eu recours à ce traitement se prononcent sur son efficacité.

Ce traitement m'a toujours réussi depuis plusieurs années, a dit SYDENHAM;

J'en ai éprouvé les meilleurs effets, a dit COLOMBIER;

ROUGNON DE MAGNY adjure ses confrères de l'employer;

C'est le seul qui soit rationnel, a dit DEHORNE;

Il a compté de nombreux succès sur les juifs de Varsovie, ont dit les médecins de cette ville;

Avec ce moyen, a dit M. MÜLLER, on sera sûr d'arrêter le cours de la maladie;

C'est sous son influence, a dit M. GILKREST, que l'on a vu guérir un nombre considérable de malades, bien dignes de fixer l'attention.

Enfin, M. HALMA-GRAND lui-même, malgré son scepticisme, constate de semblables résultats. Quelle unanimité extraordinaire! or à côté d'affirmations aussi absolues trouve-t-on des négations? En est-il du traitement par les boissons abondantes, comme de tant d'autres anticholériques successivement prônés et dédaignés? A ma connaissance, personne jusqu'ici n'est venu déclarer que ce moyen ait échoué, et dès lors les faits produits par GILKREST, MÜLLER, PEYRON etc., et mentionnés par VALLEIX, ces faits conservent toute leur authenticité.

Pourquoi n'a-t-on pas déjà répété les essais? Comment s'expliquer une indifférence qui fait, ce me semble, un singulier contraste avec la multiplicité de toutes les autres tentatives de la thérapeutique dans le choléra? La réponse est facile.

Nos modernes ont eu recours au traitement par l'eau, les uns, dans l'idée que les boissons froides calmeraient les vomissements, les autres, dans le seul but de rétablir la chaleur dans la période algide : eau très-chaude comme calorification directe, eau froide en boisson en même temps qu'en affusions, comme médication hydrothérapique.

Or, les choses une fois présentées de cette manière, ceux qui ont répété les essais auront mal procédé, se bornant, par exemple, à laisser fondre dans la bouche de petits morceaux de glace (voir le passage cité de VALLEIX), ou se contentant des affusions seules.

En un mot, la médication a été faussée par ceux-là mêmes qui l'ont instituée, et de là des faits mal interprétés et une vérification vicieuse.

Quant aux effets de l'ingestion de grandes quantités de boissons aqueuses, soit au point de vue du lavage intestinal, soit à celui de la réparation des pertes d'eau subies par l'organisme, personne ne semble y avoir fait attention.

Quoi qu'il en soit, de l'ensemble des observations ci-dessus relatées je crois pouvoir conclure, jusqu'à preuves contraires, que le lavage intestinal, lorsqu'on l'a employé dans nos épidémies modernes, a été suivi des mêmes succès que dans le choléra des temps passés.

§ 3. Le traitement du choléra par les boissons abondantes est-il rationnel ?

A en juger par les auteurs que j'ai sous les yeux (*Traités de pathologie* de MM. BOUILLAUD, GRISOLLE, REQUIN, VALLEIX, FABRE), les opinions qui ont aujourd'hui cours en matière de choléra sont au nombre de deux, et se trouvent être diamétralement opposées l'une à l'autre : d'accord à la vérité sur un premier point, l'idée d'empoisonnement, elles s'écartent aussitôt de la façon la plus divergente, l'une admettant que l'agent septique, contenu dans l'air, pénètre dans l'organisme par la voie de la respiration et infecte tout d'abord le sang ; quant aux lésions du tube digestif, elles ne se produiraient que consécutivement (voir FABRE, *Bibl. du méd. prat.*). Non, dit-on dans l'autre manière de voir, c'est le tube digestif qui est malade en premier lieu, et l'altération du sang ne vient qu'après ; le choléra ressemble à un empoisonnement par les irritants, par l'arsenic (BOUILLAUD, GRISOLLE).

Laquelle de ces deux opinions est la vraie ? Si c'est l'une

d'elles, l'autre qui en est l'antipode, serait contraire à toute raison, et dès lors avant de savoir si le traitement dont il s'agit est rationnel, je dois examiner si les idées qui ont cours sur la nature du choléra sont elles-mêmes rationnelles.

Examen de la théorie de l'altération primitive du sang.

Il est une branche de nos connaissances qu'on appelle la *Logique*, et qui précise les épreuves à faire subir à une théorie scientifique, quand on procède à sa vérification; or les conditions exigibles sont au nombre de trois.

1° Une seule hypothèse est permise : si, au fur et à mesure des explications, de nouvelles suppositions sont invoquées, la théorie n'a plus aucun caractère scientifique.

2° L'hypothèse émise doit donner l'explication des faits qui rentrent dans la question, et les expliquer tous; il suffit d'un seul fait en contradiction avec l'hypothèse pour que celle-ci en soit ébranlée.

3° Une théorie qui est bonne amène la découverte de faits nouveaux, de même qu'en face d'un tableau, un point de vue bien choisi laisse voir mille choses que, d'une autre place, on n'aurait pas aperçues.

Cela posé, demandons-nous si la théorie de l'altération primitive du sang remplit ces trois conditions.

1° Nombre d'hypothèses :

Idée générale d'empoisonnement,

Idée de poison originairement dans l'air,

Idée de poison passé dans le sang.

Total, trois hypothèses.

2° Rapport des hypothèses avec les faits.

Quoique de temps immémorial le choléra soit endémique dans l'Inde, notre fléau moderne n'est parti de là qu'en 1817; pourquoi jamais auparavant, si c'est l'air qui contient et propage le poison? Est-ce qu'auparavant, dans cette région, les vents n'ont jamais soufflé de l'est à l'ouest?

L'épidémie se dirigeant vers l'Europe a mis six années pour arriver en Russie; là, pendant quatre autres années, elle s'arrêta sans faire aucun pas nouveau; ensuite, reprenant sa marche en 1829, elle arrive à Paris en 1832, quinze ans après le début de son extension.

Comment concilier cette lenteur de marche et cet arrêt de

quatre ans avec l'idée de la propagation atmosphérique ?
N'y a-t-il pas là un désaccord complet entre l'hypothèse étio-
logique d'une part, et les faits étiologiques de l'autre ? Or
semblable discordance se constate quand on examine la
troisième hypothèse émise, celle de l'infection primitive
du sang, comparée cette fois avec les faits pathologiques.

a) Les maladies infectieuses aiguës, telles que la variole,
la rougeole, le typhus, la fièvre jaune, la fièvre typhoïde
etc., présentent, parmi leurs caractères communs, celui de
l'antériorité des symptômes généraux relativement aux
symptômes locaux : avant que ne surgissent les exanthèmes,
les taches pétéchiales, les suffusions sanguines, les altéra-
tions dothinentériques, il y a de la fièvre, de la courba-
ture, du délire etc. En est-il ainsi dans le choléra ? N'est-ce
pas au contraire par les symptômes gastro-intestinaux, c'est-
à-dire locaux, qu'en général débute cette maladie ? Donc
premier désaccord.

b) L'hypothèse d'une altération primitive du sang est éga-
lement en contradiction avec les données de la chimie ; car
il résulte des analyses, « qu'il n'est pas évident que dans le
choléra la première action du poison s'exerce sur le sang[1]. »

c) La cyanose, effet de la coagulation des parties solides
du sang, et qui dans cette hypothèse devrait être le symptôme initial, est un phènomene seulement secondaire,
même dans les cas foudroyants[2].

Et le sérum ? Pourquoi son cours aussi subit que préci-
pité, précisément vers le tube digestif ? Serait-ce parce que
les parties solides du sang étant coagulées, le sérum se
trouve relativement en excès ? Mais pourquoi ne s'épan-

----

[1] Communications de MM. Douglas Maclagan, Christison,
Robertson à la Société médico-chirurgicale d'Édimbourg (voir *Gaz.
des hôp.*, 29 mai 1849).

[2] Dans la Dobrutcha, un jeune capitaine, en parfaite santé et avec
qui je venais de causer, est pris tout à coup d'une forte diarrhée
compliquée, *une heure après*, mais une heure après seulement d'un
commencement d'algidité ; d'après l'ordre du colonel, aujourd'hui
général de Failly, je l'évacue sur le port de Kustendje, situé à une lieue
de notre camp pour être embarqué ; il y arrive tout cyanosé et expire
aussitôt : la maladie n'avait pas duré quatre heures.

Dans la Dobrutcha, je n'ai pas vu un seul cas d'emblée cyanique, et

cherait-il pas, sous forme d'œdème, dans le tissu cellulaire qui entoure partout les capillaires, et ne s'éliminerait-il pas de préférence par les reins, organes spécialement destinés à l'évacuation de l'eau?

Y a-t-il de l'œdème dans le choléra? Tout au contraire, comme l'on sait, et ce qui plus est, si la maladie survient chez des hydropiques, les collections liquides disparaissent avec la plus grande rapidité; d'autre part dans le choléra y a-t-il polyurie, ou y a-t-il dysurie?

Pour que l'eau, non-seulement celle du sang, mais encore celle du tissu cellulaire, celle des hydropisies, celle du corps entier en un mot, se précipite tout à coup vers le tube digestif, n'est-il pas évident que la cause est là, dans la muqueuse gastro-intestinale, en avant du courant et non derrière dans la masse du sang, force véritablement aspirante (et non pas force refoulante placée ailleurs)?

3° Troisième condition d'une bonne théorie ou découverte de faits nouveaux. A ma connaissance, la théorie de l'infection primitive du sang n'a rien fait découvrir, les acquisitions faites en anatomie pathologique et en notions symptomatologiques ne pouvant lui être attribuées; cette théorie n'aurait-elle pas, tout au contraire, faussé l'observation dans l'admission des formes d'emblée cyaniques [1]?

En conséquence de tout cela, je me crois dispensé d'exa-

---

cependant je me suis trouvé là, comme médecin de régiment, ma tente à côté de celles de la troupe, à même par conséquent d'observer la maladie à son début.

Durant l'épidémie de Paris, dit M. BOUILLAUD, je portai, au sein de l'Académie de médecine, le défi de nous montrer dans un complet état d'intégrité un appareil digestif ayant appartenu à un individu atteint de choléra bien confirmé; et ayant assisté à quelques ouvertures en réponse à ce défi, elles confirmèrent pleinement l'opinion que j'avais émise sur la *constance* de lésions déterminées et spéciales dans le tube digestif des vrais cholériques. Pour M. BOUILLAUD, le grand caractère gastro-intestinal, c'est l'épanchement séreux dans le tube digestif. (Ouvr. cité, t. III, p. 243.)

[1] Nos prédécesseurs ont désigné sous le nom de *choléra sec* le flux intestinal borné à l'intérieur de l'abdomen sans accompagnement de diarrhée et de vomissements; dans ce cas, en même temps qu'au lavage, ils recouraient aux évacuants.

miner si le traitement par les boissons abondantes est oui
ou non rationnel, au point de vue de l'altération primitive
du sang.

*Du choléra-considéré comme un empoisonnement par les
irritants;* opinion de MM. Bouillaud, Grisolle.

D'où vient le poison? Comment pénètre-t-il dans le tube
digestif? Est-ce avec les aliments, avec les boissons ou de
quelque autre manière? Adhère-t-il intimement à la muqueuse
gastro-intestinale, ou n'agit-il sur elle que par attouchement?
Est-il simplement irritant, ou bien l'absorption l'attire-t-elle
dans la masse du sang? Halte-là, dit l'école de médecine de
Paris, il faut s'interdire à ce sujet toute supposition. Ne nous
arrêtons pas, dit M. Bouillaud, sur de stériles conjectures;
les médecins n'en sauraient être trop avares; contentons-nous
d'admettre l'idée d'un poison irritant, *arsenic cholérique* (sic),
produisant une *irritation sécrétoire spécifique*, et n'allons
pas plus loin. Nous sommes dans l'impossibilité, dit de son
côté M. Grisolle, de pénétrer la nature intime du mal, et
nous ne pouvons avoir égard qu'au symptôme prédominant,
la sécrétion gastro-intestinale : combattre la diarrhée et les
vomissements, essayer le nitrate d'argent à l'intérieur afin
d'arrêter le flux gastro-intestinal (Grisolle), stimuler l'organisme, rétablir la chaleur, remédier en un mot aux
troubles fonctionnels au fur et à mesure qu'ils se succèdent:
voilà à quoi se borne et doit se borner le rôle de la médecine.

Une manière de voir aussi empirique est-elle admissible
en face d'un état morbide qu'on reconnaît être un empoisonnement? Comment! il serait à peu près certain qu'un
poison existe dans le tube digestif, et la seule chose fai-
sable se réduirait à atténuer ses ravages, sans que l'on
doive tenter d'agir sur le poison lui-même, pour le détruire
ou l'expulser; ne nous arrêtons pas à de stériles conjectures, dit-on; nous établissons une hypothèse, mais nous
nous refusons à en admettre les conséquences.

« Cependant, dit encore la *Logique*, si la science a besoin
de l'observation, elle n'a pas moins besoin d'hypothèses :
en effet qu'est-ce qu'expérimenter? Qu'est ce que varier,
étendre et renverser les expériences, si ce n'est *supposer*
que certains faits, étant combinés de certaine façon, peu-

vent amener tel résultat, et en conséquence confirmer ou démentir une observation déjà faite, une explication déjà tentée? Une expérience n'est donc jamais, à prendre le terme à la rigueur, qu'une *hypothèse* réalisée dans un but d'instruction..... Il faut reconnaître que dans les sciences les progrès seraient très-lents sans les hypothèses....» (DAMIRON, *Logique*).

Admettons l'hypothèse de MM. BOUILLAUD ET GRISOLLE, et voici, ce me semble, la théorie qu'on peut en déduire.

1° L'agent morbide, cause du choléra, *adhère fortement* à la muqueuse gastro-intestinale ; autrement, si cet agent était libre dans le tube digestif, l'expulsion en serait immédiatement opérée par les vomissements et les selles, mouvements qui, dès le principe, se font avec violence et se répètent fréquemment[1].

2° Les vomissements et les selles sont les efforts que fait la nature, pour secouer cet agent morbide, afin de le rejeter dans le tube digestif et le chasser au dehors.

3° La sécrétion gastro-intestinale tend au même but, humectant et ramollissant ce qui doit être détaché; en un mot, la transsudation gastro-intestinale est un *lavage opéré par la nature elle-même*[2].

4° La période, dite *cyanique*, est l'état de l'organisme, brusquement privé d'une grande partie de son eau : départ du sérum, coagulation de la fibrine et des globules, arrêt

---

[1] «M. le docteur BRITTAN, professeur à l'école de médecine de «Bristol, aurait découvert dans les matières des vomissements et des «déjections cholériques *des corpuscules fongueux* qu'il nomme *corps* «*annulaires.*

«M. BRITTAN dit avoir trouvé les corpuscules annulaires *adhérant* «en masses irrégulières à la muqueuse et il pense que dans les cas «promptement fatals, ces corps fongueux *restent fixés* à la muqueuse «sans être rejetés par les évacuants.

«De cette découverte a surgi une théorie qui a fait beaucoup de «bruit en Angleterre et qui attribuerait le développement du choléra «à la présence de ces parasites» (FABRE, ouvr. cité et *Union médicale*, 16 octobre 1849).

[2] Dans les cas où la maladie *prend une tournure favorable*, dit M. BRITTAN, les corpuscules annulaires *disparaissent peu à peu dans les déjections*, à mesure que les symptômes perdent de leur intensité (Ouvr. cité).

de la circulation , refroidissement, cyanose etc. Rien ne dit que le poison qui se trouve dans le tube digestif s'absorbe et passe dans le sang (BOUILLAUD).

5° Dans la troisième période , dite de *réaction*, la circulation tend à reprendre son cours , mais elle rencontre çà et là des obstacles dans des portions de sang coagulé, et de là, dans cette période, des irritations, des congestions, des inflammations, des résorptions putrides.

6° Il y a cholérine, choléra moyen, choléra grave, selon que les efforts de la nature aboutissent plus ou moins promptement.

7° Indications thérapeutiques : dans la première période, administrer, coup sur coup, d'énormes quantités de boissons aqueuses, pour *aider* au lavage qu'opère la nature et prévenir ainsi de trop grandes pertes en sérum.

Dans la deuxième période, faire boire beaucoup, afin de réparer les pertes déjà effectuées; en même temps donner des lavements répétés et peut-être même injecter de l'eau dans la *vessie*[1].

Enfin, dans la troisième période, continuer ce traitement, afin de faciliter le jeu de la circulation qui se rétablit.

Les cholériques ont soif : de l'eau , de l'eau, de l'eau, c'est le cri qu'ils poussaient dans la Dobrutcha.

CONCLUSIONS.

Une tradition séculaire et d'importantes données, recueillies pendant nos épidémies modernes de choléra, militent en faveur de l'administration, coup sur coup, d'énormes quantités de boissons aqueuses.

Dans l'hypothèse d'un poison irritant, ou de parasites fixés à la muqueuse, ce traitement est rationnel.

Il y a lieu d'expérimenter cette médication.

Conditions de l'expérimentation.

Nos prédécesseurs, ROUGNON DE MAGNY, SYDENHAM, ayant employé du bouillon léger, donné au degré de la tempéra-

---

[1] L'absorption est-elle abolie pendant *toute la durée* de la deuxième période? c'est une question. D'autre part, est-ce chose impossible que l'imbibition se fasse d'abord passivement, en attendant qu'elle redevienne active? Si l'absorption ne s'opérait pas sur l'eau, elle ne s'effectuerait pas davantage sur d'autres remèdes.

ture de l'atmosphère, il y a lieu de procéder comme eux, le bouillon contenant de l'albumine cuite en suspension et des sels (voy. Béclard, *Traité de physiol.*), c'est-à-dire précisément les principes qui, avec l'eau, constituent le sérum écoulé.